AF246137

SOCIÉTÉ DE MÉDECINE PUBLIQUE ET D'HYGIÈNE PROFESSIONNELLE
PARIS, G. MASSON, ÉDITEUR.
Revue d'hygiène, T. V, N° 1, 20 Janvier 1883.

NOTE

SUR LA

PRÉSENCE DU CUIVRE

DANS LES CÉRÉALES, LA FARINE, LE PAIN

ET DIVERSES

AUTRES SUBSTANCES ALIMENTAIRES

PAR

M. le Dr V. GALIPPE.

> « Le sulfate de cuivre a été employé dans la fabrication du pain concurremment avec l'alun, et donne en effet à une dose très faible les mêmes résultats.
>
> « L'addition de ce produit *doit être poursuivie avec la plus grande rigueur.* »
>
> Ch. GIRARD,
> Chef du Laboratoire municipal.

Ainsi que nous en avons eu plusieurs fois la preuve, l'existence normale du cuivre dans les végétaux et dans les animaux, où il accompagne généralement le fer, n'est pas encore universellement acceptée.

Il y avait, en effet, une sorte de contradiction à admettre à la fois l'extrême toxicité du cuivre et de ses composés et la présence de ce métal dans les végétaux croissant autour de nous servant ou non à notre alimentation, ainsi que dans les animaux et dans l'organisme humain. Il en est cependant

ainsi ; le cuivre est universellement répandu dans la nature.
Pour démontrer une fois de plus cette vérité déjà établie par
mes devanciers, j'ai entrepris une série de dosages que je
ferai connaître à la Société de médecine publique dans les diverses communications que je me propose de lui adresser.

Vauquelin, le premier, constata la présence du cuivre dans
une plante dont il faisait l'analyse. Ce fait lui parut tellement
extraordinaire qu'il négligea de le signaler[1].

Postérieurement, Meisner constata également la présence du
cuivre dans un grand nombre de végétaux. De 1828 à 1830, il
publia dans *le Journal de Pharmacie et de Chimie* une série
de travaux sur l'existence de ce métal dans un nombre considérable de plantes.

En ce qui concerne le pain et la farine, il obtint les résultats
suivants :

Froment.	1,500 grammes,	cuivre 0gr,0070	
Farine	1,500 —	cuivre 0 ,0010	
Son.	500 —	(non dosé, mais en quan-	
			tité plus considérable
			que dans la farine.)

De l'aveu même de l'auteur, le procédé qu'il employait
n'était pas rigoureux et occasionnait une perte de cuivre.

Sarzeau, 1850, émit l'opinion que le cuivre accompagnait les
phosphates et qu'il pourrait exister à l'état de phosphate de
cuivre dans les matières organiques.

En 1833, Sarzeau publia de nouvelles analyses, desquelles
il résultait qu'un kilogramme de froment contenait 0gr,0046 de
cuivre ; un kilogramme de farine, 0gr, 0006.

Cet auteur constatait, en outre, que le cuivre était surtout
contenu dans le son et que le pain grossier devait en renfermer
plus que le pain de luxe. Ces dernières considérations ont été
vérifiées depuis et reconnues exactes.

Cette même année (1833), M. Chevreul contrôla les résultats
de Sarzeau ; il ne trouva qu'une trace de cuivre dans le froment du commerce et n'en rencontra point dans 500 grammes
de froment qu'il recueillit à l'Hay. Les conclusions de ce

1. Chevallier et Cottereau, *Essais historiques sur les métaux que
l'on rencontre quelquefois dans les corps organisés*. Paris, 1849.

savant furent : « Que tous les échantillons de froment ne contiennent point essentiellement ce métal, et que c'est en négligeant certaines précautions que l'on trouve dans les matières organiques une quantité de cuivre qui y a été portée accidentellement. »

La manière de voir de M. Chevreul a été depuis reconnue inexacte.

En 1833, Boutigny, d'Évreux, contrôlait la plupart des résultats de Sarzeau et en vérifiait l'exactitude.

A la suite de ces différents travaux, il y eût un grand nombre de discussions entre les toxicologistes et les chimistes. Nous y reviendrons à propos du cuivre normal, c'est-à-dire du cuivre contenu dans le corps humain à l'état physiologique.

En janvier 1848, Deschamps (d'Avallon), présenta à l'Académie de médecine un travail sur le cuivre physiologique. (*Bulletin de l'Académie de médecine*, t. XIII, p. 542.)

Dans du froment récolté à Avallon, sur un champ appartenant depuis quarante-deux ans au même propriétaire et n'ayant jamais reçu de sulfate de cuivre, il a constaté la présence du cuivre.

Voici quelques-uns des résultats de cet auteur :

1 kilogramme de froment contenait		0gr,004 de cuivre.
1	—	de fécule de pomme de terre.	0 ,0008 —
1	—	de pomme de terre.	0 ,00284 —
1	—	de riz.	0 ,00613 —

M. Deschamps a recherché le cuivre dans différents terrains, et voici comment il explique la présence de ce métal : « On conçoit que le cuivre doit faire partie de tous les terrains de sédiment, puisque ces terrains ne sont composés que de la désagrégation des terrains primordiaux, et puisqu'il est probable qu'à l'époque des grands bouleversements de la surface du globe les matières cuprifères ont dû être disséminées sur les autres terrains; mais on conçoit aussi, sans avoir besoin de prendre en considération les effets produits par les différents soulèvements qui ont déformé la surface de la terre, que les terres voisines de roches arkosiennes, etc., peuvent contenir du

cuivre, puisque les roches contiennent de la pyrite de cuivre et
des carbonates de cuivre vert bleu et que le sulfure de fer pris-
matique, si facilement décomposable et si abondant dans les
terrains de sédiment, pourrait bien contenir du sulfure de
cuivre et être par sa facile décomposition, la cause de la présence du cuivre et du fer dans toutes les terres. »

Pour confirmer cette théorie, l'auteur a analysé du sulfure
de fer qui se trouve dans le calcaire à gryphées arquées et y a
trouvé du cuivre.

Le calcaire à bélemnites qui contenait du sulfure de fer a
donné également du cuivre.

Les grains d'oxyde de fer qui sont très abondants dans les
marnes qui recouvrent le calcaire à gryphées arquées et qui le
désagrègent avec le temps, contiennent du cuivre.

La présence du cuivre a été également constatée dans du
sablon ferrugineux qui se trouve aux environs d'Avallon, sur
une montagne appelée Grosmont.

L'auteur conclut : « que les terrains de sédiment doivent contenir du cuivre ; que le cuivre doit être subordonné à la présence du fer ; que la présence du cuivre et du fer dans les terrains provient sans doute de la décomposition d'un sulfure de
fer cuprifère ; que les végétaux enlèvent au sol une partie du
cuivre qu'il contient ;

« Que l'homme et les animaux empruntent du cuivre aux
plantes ;

« Que le cuivre qui se trouve dans l'homme et dans les animaux peut provenir encore des vases en cuivre ou en laiton
plus ou moins bien étamés qui servent aux préparations culi-
naires ;

« Que la présence du cuivre dans les végétaux, les animaux
et l'homme est un fait acquis à la science ;

« Que si la terre d'une localité avait échappé à la dissémina-
tion du sulfure de fer cuprifère et ne contenait pas de cuivre,
cette terre serait bientôt modifiée, car dès qu'elle serait mise en
culture, elle recevrait des engrais provenant des pays où les
végétaux contiennent du cuivre ;

« Qu'il est facile de comprendre comment le cuivre peut pénétrer dans es végétaux et s'y fixer, puisque l'on sait que la terre contient du cuivre probablement à l'état de carbonate;

« Que ce carbonate est soluble dans le carbonate d'ammoniaque;

« Que le carbonate d'ammoniaque est l'agent le plus important de la végétation;

« Que lorsque le carbonate d'ammoniaque pénètre dans les végétaux, il entraîne du cuivre;

« Que lorsque le carbonate d'ammoniaque cuprifère est sous l'influence des organes des plantes, il se décompose pour céder un de ses éléments, l'azote, pour composer les matières albumineuses; et que le cuivre qui assiste à la naissance de la molécule azotée prend la place d'un corps élémentaire et peut jouer un rôle analogue à celui qu'il joue quand on le met en contact avec certains sels ammoniacaux;

« Et enfin, que c'est dans les parties azotées des plantes que l'on doit espérer rencontrer le cuivre.»

Comme on peut s'en assurer par la lecture de ces conclusions, le travail de Deschamps (d'Avallon) était à la fois très complet et très original.

L'opinion qu'il adopte, pour n'avoir été, au moins à notre connaissance, ni vérifiée ni contestée, mérite d'être prise en très sérieuse considération.

Depuis une trentaine d'années on a remplacé la chaux dans la préparation des céréales destinées à l'ensemencement par l'emploi du sulfate de cuivre en solution, à la dose variable de 125 grammes de sulfate pour un 1/2 sac de blé. La consommation du sulfate de cuivre devenant trop considérable, on a introduit dans le commerce des sulfates mixtes contenant de moins en moins du cuivre et de plus en plus du fer et du zinc. Actuellement les cultivateurs préfèrent le sulfate de cuivre à peu près pur.

On a ainsi introduit dans le sol des millions de kilogrammes de sulfate de cuivre. Il semblerait que les végétaux dussent en contenir des quantités extrêmement considérables, mais en comparant les dosages faits depuis quelques années avec ceux de Deschamps et de Sarzeau, on n'observe pas d'aussi notables différences qu'on aurait pu le croire.

Le petit nombre des dosages faits il y a trente ou quarante ans, l'imperfection relative des procédés employés à cette époque ne permettent pas d'établir une comparaison rigoureuse; toutefois, on peut croire que les végétaux ont pour le cuivre une capacité d'absorption qui ne peut être que difficilement dépassée, alors même que la végétation se ferait dans un terrain très riche en cuivre. Quoi qu'il en soit, ce point aurait besoin d'être fixé par de nouvelles recherches.

On sait que les plantes peuvent absorber artificiellement du sulfate de cuivre. Jean Hopff et d'autres auteurs ont constaté qu'un certain nombre de plantes pouvaient absorber et fixer une quantité très considérable de sel cuivrique; il suffit pour cela de les arroser avec une solution de sulfate de cuivre; cette absorption n'est pas de longue durée, les végétaux périclitent bientôt et peuvent même périr. (*Vackenroder Arch. f. Ph.*, t. LXVI, p. 140, Lossen C + b, 1ʳᵉ année.)

Nous avons fait un certain nombre d'expériences sur des bulbes de liliacées, expériences non encore publiées, qui nous ont permis de voir que le sulfate de cuivre n'était pas absorbé en nature.

Sans preuve à l'appui, M. Roussin (Art. Cuivre, *Dictionnaire de Jaccoud*) prétend que le chaulage des blés à l'aide du sulfate de cuivre a causé de nombreux accidents. « Trop fortement chaulés, dit cet auteur, les blés donnent une récolte qui contient souvent des proportions de cuivre notables et nuisibles à la longue à l'économie. Il est arrivé aussi que la semence chaulée, et pour un motif quelconque non enfouie dans la terre, a subi la mouture et a produit une farine vénéneuse, etc. » Ces assertions nous paraissent gratuites.

Plus récemment (*Journal des Connaissances médicales*, 20 avril 1882), M. J. Van del Berghe, directeur du laboratoire agricole provincial de la Flandre occidentale, publiait dans le *Bulletin de la Société de médecine de Gand*, une note sur la présence et le dosage du cuivre dans le pain. Bien que ce chimiste professe sur la nocuité du sulfate de cuivre des idées du siècle dernier, nous n'hésitons pas à faire connaître les résultats qu'il a obtenus.

Suspectant l'introduction du sulfate de cuivre dans le pain dont il usait journellement, M. Van del Berghe fit acheter du pain dans trois boulangeries réputées les meilleures, et il trouva du cuivre dans les trois échantillons de pain qu'il avait analysés. Ce chimiste, étonné de ce premier résultat, rechercha également la présence du cuivre dans le froment, et sa surprise fut encore plus considérable en y rencontrant une quantité de cuivre sensiblement égale à celle qu'il avait trouvée dans le pain : 500 grammes de froment lui donnèrent $0^{gr},0058$ de sulfure de cuivre, soit $9,24/1,000,000$ de cuivre métallique. Pensant que ce cuivre avait pu être introduit par le chaulage, M. Van del Berghe prit 250 grammes d'avoine non chaulée ni engraissée et y trouva $0_{gr},0034$ de sulfure de cuivre, soit $10,3/1,000,000$, c'est-à-dire une proportion plus considérable que dans le blé.

Les réactifs employés ne contenaient pas de cuivre. M. Van del Berghe conclut ainsi : « 1° La dose de cuivre qu'on trouve dans le pain est de 8 à $10/1,000,000$; elle n'y est pas introduite artificiellement mais préexiste dans le froment à l'état de cuivre naturel.

2° « Il serait désirable, dans l'intérêt de la santé publique, de déterminer la quantité de cuivre que le pain normal peut contenir, le sulfate de cuivre, outre qu'il est toxique, offrant un moyen de fabriquer du pain de bonne apparence avec de mauvaises farines. »

On voit par ce qui précède que M. Van del Berghe, bien que ne connaissant pas les travaux français, précédemment analysés par nous, puisqu'il ne les cite pas, n'en a pas moins confirmé les principaux résultats.

Il était donc intéressant de vérifier une fois de plus si le blé contenait réellement du cuivre.

Nous avons fait un certain nombre d'analyses dont voici les résultats :

Blé du Contre.	$0^{gr},010$	de cuivre par kilogr.
Blé de la Châtro (Indre). . . .	0 ,0080	—
Blé de Grandvilliers (Oise). .	0 ,0052 [1]	—
Blé du Michigan	0 ,007	—
Blé roux d'Amérique (Redwinter)	0 ,0085	—
Blé de Californie	0 ,0050	—

1. Ce blé a été récolté dans des terrains qui, depuis plus de vingt-cinq années, reçoivent du sulfate de cuivre avec les semences.

Blé indigène (Brie) . . . . . $0^{gr},0034$ par kilogr.
Blé Amérique (tendre) . . . 0 ,0108 —
Blé russe (Taganrog, dur) . 0 ,0038 —
Blé d'Algérie (dur) . . . . . 0 ,0032 [1] —

Tous les blés, surtout celui du Centre, nous ont paru contenir du manganèse. Le blé de la Châtre n'a pas présenté cette particularité.

Nous avons également recherché la présence du cuivre dans les céréales suivantes :

Seigle . . . . $0^{gr},0050$ de cuivre par kilogr.
Avoine . . . . 0 ,0084 —
Orge . . . . 0 ,0108 —
Riz . . . . 0 ,0016 —

Il nous restait également à rechercher l'existence du cuivre dans le son et dans la farine.

Voici nos dosages :

Son . . . . . (moyenne) $0^{gr},014$ par kilogr.
Farine . . . (moyenne) 0 ,0084 —

Comme on le voit, le son renferme une plus forte proportion de métal que la farine.

Il ne nous restait plus qu'à déterminer la présence du cuivre dans le pain livré à la consommation. Nous nous sommes adressé de préférence au pain de l'Assistance publique et à celui fourni par la Manutention, comme présentant des types de fabrication régulière.

Voici nos résultats :

Assistance publique : (moyenne) . . . . . . $0^{gr},0047$ par kilogr.
                  quantité maxima . . 0 ,0055 —
                  quantité minima . . 0 ,0044 —
Pain de munition : (moyenne) . . . . . 0 ,0048 —
                  quantité maxima . . 0 ,0030 —
                  quantité minima . . 0 ,0033 —

1. Ces quatre dernières espèces de blé sont employées par la manutention militaire du quai de Billy.

2. MM. H. d'Haüw et E. Van de Vyvère avaient prétendu que le cuivre, normal, trouvé dans les cendres du blé, existait uniquement dans le son.

On voit que le pain de munition contient un peu plus de cuivre métallique que celui de l'Assistance publique ; il est en effet moins blanc que celui fourni aux hôpitaux par la boulangerie Scipion.

J'ai également dosé le cuivre dans les diverses espèces de pain que l'on a trouvé dans le commerce.

Pain de la ville	0^{gr},0044	de cuivre par kilogr.
Pain de gruau.	0 ,0042	—
Pain anglais.	(traces).	
Pain de seigle (moyenne). .	0^{gr},00246	—
— quantité maxima.	0 ,0044	—
— quantité minima.	0 ,0015	—

Il nous reste maintenant à dire quelques mots de l'introduction vraie ou supposée du sulfate de cuivre dans le pain.

Cette question a donné naissance à de nombreuses controverses, surtout en Belgique, et la Société de médecine de Gand dans ses séances des 2 octobre, 6 novembre, 4 décembre 1877, 5 février, 12 mars 1878 a longuement discuté cette question. Nous n'oserions pas dire qu'elle ait fait un grand pas, car les divers orateurs ayant pris part à ces débats n'ont guère apporté de faits nouveaux.

Toutefois, M. Du Moulin a soutenu énergiquement que l'on avait singulièrement exagéré la toxicité du cuivre.

Ce sont les travaux de Kuhlman qui servent depuis longtemps de canevas aux discussions sur l'introduction du sulfate de cuivre dans le pain. Ils ont été surtout popularisés par le *Dictionnaire des falsifications* de Baudrimont et Chevalier. Nous ne voulons pas rappeler ici ces travaux connus de tout le monde. Il nous suffira de rappeler que, d'après Kuhlman, le sulfate de cuivre, ajouté en très petites quantités à des farines dites *lâchantes* ou *humides*, raffermirait la pâte en l'empêchant de pousser plat. Il suffirait de 1/30000 de sulfate de cuivre pour obtenir ce résultat, ce qui revient à 1 partie de cuivre métallique pour 300,000 parties de pain. La proportion qui donnerait la levée la plus grande varierait toujours d'après Kuhlman entre 1/30000 et 1/150000. On ne pourrait impunément dépasser cette proportion ; au delà de 1/4000, le pain devient aqueux et présente de grands yeux ; avec 1/1800 de sulfate de cuivre, la pâte ne peut lever et, chose importante à noter, *la fermentation semble arrêtée et le pain acquiert une couleur verte.*

Kühlman n'avait pas donné d'explication de cette action du sulfate de cuivre qu'il qualifiait de magique, en raison de la quantité très petite de sulfate de cuivre qui suffisait à la réaliser.

D'après Liebig, sous l'influence de la chaleur du four, le sulfate de cuivre, de même que l'alun, formerait avec le gluten une combinaison à la faveur de laquelle il recouvrerait ses qualités et redeviendrait insoluble et hygroscopique.

Toutefois, d'après Kuhlman, l'emploi du sulfate de cuivre dans la panification constituait une fraude, en ce sens qu'il permettait d'employer des farines de médiocre qualité et d'introduire une plus grande quantité d'eau, en rendant la main-d'œuvre moindre, la panification plus prompte, la mie et la croûte plus belles.

Kühlman prétend avoir obtenu des aveux de certains boulangers.

A l'époque où ce travail fut publié, le cuivre et ses composés étaient considérés comme très toxiques, et de plus l'existence du cuivre normal dans les céréales n'était pas admise, ou seulement avec les plus prudentes réserves.

Aujourd'hui, si l'on tient compte d'une part de la quantité extrêmement faible de sulfate de cuivre qu'il suffirait d'introduire dans le pain pour obtenir une panification rapide avec des farines médiocres, il serait fort difficile, par l'analyse chimique, d'établir cette introduction, puisque le blé contient du cuivre en proportion variable, mais parfaitement dosable.

M. le Dʳ Du Moulin, qui a défendu la légitimité de l'introduction du sulfate de cuivre dans les farines destinées à la panification, s'est appuyé sur ce fait, d'abord que la petite quantité de cuivre introduite était absolument inoffensive, ce qui nous paraît tout à fait acceptable ; en second lieu, que ce procédé permettait d'approprier sans inconvénient à l'alimentation de l'homme des farines qui auraient été, sinon perdues, au moins réservées à des usages inférieurs, comme l'amidonnerie, la distillerie ou l'engraissement du bétail. Cette découverte ne constitue-t-elle pas un précieux service rendu à l'humanité, en produisant une baisse sur le prix du pain, aliment principal de l'ouvrier, et que nous avons vu renchérir avec une redoutable rapidité?

M. le D^r Du Moulin se montre très enthousiaste pour l'introduction du sulfate de cuivre dans les farines, et il a soutenu son opinion avec un talent vraiment très remarquable et des expériences concluantes. M. Tillieux a défendu les mêmes idées avec une égale ténacité.

Les adversaires de cette pratique industrielle ont objecté que l'introduction du sulfate de cuivre dans la farine devait être repoussée, parce qu'elle permettait d'introduire une plus grande quantité d'eau dans le pain et d'employer à sa préparation des farines d'un pouvoir nutritif inférieur. Ces derniers faits n'ont pas été jusqu'ici l'objet d'une démonstration positive et demeurent dans le domaine des hypothèses.

Quant à nous, il nous reste des doutes sur l'emploi du sulfate de cuivre dans la panification, nous n'y insisterons donc pas davantage.

Nous avons également recherché la présence du cuivre dans quelques légumes frais ou non. Voici nos résultats :

Pommes de terre	0^{gr},0018 de cuivre par kilogr.	
Carottes	traces.	—
Haricots de Soissons . .	0^{gr},011	—
Lentilles.	0 ,0068	—
Haricots verts	0 ,0022	—
Haricots (Pois beurre) .	0 ,0020	—

Nous bornerons à ces dernières analyses la communication que nous nous proposions de faire à la Société Il nous suffira, pour aujourd'hui, d'avoir contribué à faire entrer définitivement dans la science les notions suivantes :

1° Le cuivre existe normalement en quantité plus ou moins considérable dans les végétaux, et en particulier dans le froment, les céréales et certaines substances végétales alimentaires;

2° Le cuivre existe également dans le pain, sans que ce métal y ait été introduit par la fabrication ;

3° Il y a nécessité pour les experts chimistes de tenir compte des faits précédents[1].

1. Ce travail a été fait au Laboratoire de la Clinique d'accouchements. M. Noël, interne de pharmacie à cet hôpital, nous a aidé dans les diverses opérations nécessitées par nos dosages.

Soc. d'imp. PAUL DUPONT (Cl.) 139. 2.83.